FACULTE DE MEDECINE DE PARIS

Année 1906 N°

THÈSE

POUR

LE DOCTORAT EN MÉDECINE

Présentée et soutenue le mercredi 18 Juillet 1906, à 1 heure

PAR

Georges DESNIER

LES TUMEURS

DU

LIGAMENT ROND

Président : M. PINARD, *Professeur.*

Juges : MM. KIRMISSON, *Professeur.*
BROCA (Aug.), *Agrégé.*
LEPAGE, *Agrégé.*

Le Candidat répondra aux questions qui lui seront faites sur les diverses parties de l'enseignement médical

PARIS
LIBRAIRIE MÉDICALE ET SCIENTIFIQUE
JULES ROUSSET
1, rue Casimir-Delavigne, 1

1906

FACULTÉ DE MÉDECINE DE PARIS

Année 1906 N°

THÈSE

POUR

LE DOCTORAT EN MÉDECINE

Présentée et soutenue le mercredi 18 Juillet 1906, à 1 heure

PAR

Georges DESNIER

LES TUMEURS

DU

LIGAMENT ROND

Président : M. PINARD, *Professeur.*

Juges : MM. KIRMISSON, *Professeur.*
BROCA (Aug.), *Agrégé.*
LEPAGE, *Agrégé.*

Le Candidat répondra aux questions qui lui seront faites sur les diverses parties de l'enseignement médical

PARIS
LIBRAIRIE MÉDICALE ET SCIENTIFIQUE
JULES ROUSSET
1, rue Casimir-Delavigne, 1

1906

FACULTÉ DE MÉDECINE DE PARIS

Doyen	M. DEBOVE.
Professeurs	MM.
Anatomie	POIRIER.
Physiologie	Ch. RICHET.
Physique médicale	GARIEL.
Chimie organique et chimie minérale	GAUTIER.
Histoire naturelle médicale	BLANCHARD.
Pathologie et thérapeutique générales	BOUCHARD.
Pathologie médicale	HUTINEL. BRISSAUD.
Pathologie chirurgicale	LANNELONGUE.
Anatomie pathologique	CORNIL.
Histologie	Mathias DUVAL.
Opérations et appareils	SEGOND.
Pharmacologie et matière médicale	POUCHET.
Thérapeutique	GILBERT.
Hygiène	CHANTEMESSE.
Médecine légale	BROUARDEL.
Histoire de la médecine et de la chirurgie	DEJERINE.
Pathologie expérimentale et comparée	ROGER.
Clinique médicale	HAYEM. DIEULAFOY. DEBOVE. LANDOUZY.
Maladies des Enfants	GRANCHER.
Clinique de pathol. mentale et des malad. de l'encéphale.	JOFFROY.
Clinique des maladies cutanées et syphilitiques	GAUCHER.
Clinique des maladies du système nerveux	RAYMOND.
Clinique chirurgicale	LE DENTU. TERRIER. BERGER. RECLUS.
Clinique ophtalmologique	DE LAPERSONNE.
Clinique des maladies des voies urinaires	GUYON.
Clinique d'accouchements	PINARD. BUDIN.
Clinique gynécologique	POZZI.
Clinique chirurgicale infantile	KIRMISSON.
Clinique thérapeutique	Albert ROBIN.

Agrégés en exercice.

MM	MM	MM	MM
AUVRAY.	DUPRE.	LEGRY.	PROUST.
BALTHAZARD.	DUVAL.	LEGUEU.	RENON.
BRANCA.	FAURE.	LEPAGE.	RICHAUD.
BEZANÇON.	GOSSET.	MACAIGNE.	RIEFFEL (chef des Travaux anatomiques.
BRINDEAU.	GOUGET.	MAILLARD.	TEISSIER.
BROCA André.	GUIART.	MARION.	THIROLOIX.
CARNOT.	JEANSELME.	MAUCLAIRE.	VAQUEZ.
CLAUDE.	LABBE.	MERY.	WALLICH.
CUNEO.	LANGLOIS.	MORESTIN.	
DEMELIN.	LAUNOIS.	POTOCKI.	
DESGREZ.			

Par délibération en date du 8 décembre 1798, l'Ecole a arrêté que les opinions émises dans les dissertations qui lui seront présentées doivent être considérées comme propres à leurs auteurs et qu'elle n'entend leur donner aucune approbation ni improbation.

A LA MÉMOIRE DE MON PÈRE

A MA MÈRE

Faible témoignage de reconnaissance.

A MA SŒUR

A MES PARENTS ET AMIS

A MES MAITRES DANS LES HOPITAUX

A MON PRÉSIDENT DE THÈSE

MONSIEUR LE PROFESSEUR PINARD

AVANT-PROPOS

Arrivé au terme de nos études médicales, il nous reste un devoir de reconnaissance que nous sommes heureux de remplir.

Et d'abord, à l'Ecole de médecine de Clermont-Ferrand, où nous avons commencé nos études, qu'il nous soit permis de citer la haute autorité, les idées à la fois larges et pratiques de notre premier maître, le professeur du Cazal. C'est lui qui a eu la tâche ardue d'orienter notre conscience professionnelle et notre sens clinique. Nous lui dédions notre reconnaissance et nos respects pour ses inoubliables leçons.

A la même époque, M. le professeur Bousquet faisait tous ses efforts pour nous initier aux différentes branches de la chirurgie. Nous ne l'avons pas oublié.

MM. les docteurs Bide, Planchard, Lepetit, Billard, Huguet, Maurin, Fouriaux, Dionis du Séjour, Pojolat, Gagnon, Gros, Dubois et Cavalié ont droit également à nos remerciements. Nous devons une reconnaissance particulière à M. le docteur Mally, qui fut pour nous un ami dévoué et bienveillant aussi bien dans nos études que dans nos relations extérieures ; nous saurons toujours nous le rappeler.

A Paris, nous avons fait notre stage d'accouchement dans le service de M. le docteur Lepage, accoucheur des hôpitaux ; nous aurons toujours présents à la mémoire ses excellents préceptes. Son enseignement clair et précis nous servira de guide dans la pratique de l'obstétrique.

M. le professeur Pinard nous a fait le grand honneur d'accepter la présidence de cette thèse. Nous le prions de recevoir ici l'hommage de notre respectueuse reconnaissance. Nous n'oublierons pas ses magistrales leçons cliniques et son large enseignement de la puériculture que nous avons pu recueillir dans la fréquentation de son service de la clinique Baudelocque.

Dans le service de M. le professeur Pozzi, où nous avons fait notre stage de spécialité, nous avons pu compléter notre étude de l'art des accouchements par celle de la gynécologie. Nous sommes heureux de le remercier ici de ses savantes leçons et de sa bonté à notre égard, ainsi que MM. les docteur Jayle et Dartigues, qui nous ont dirigé à l'hôpital Broca.

Nous ne voulons pas oublier de remercier M. le docteur Mouchotte pour ses bons conseils, aussi bien dans le service d'accouchement de la Pitié qu'à l'occasion de cette thèse.

Nous adressons enfin nos vifs remerciements à M. Henri Roulland, externe des hôpitaux, pour les précieux conseils qu'il nous a donnés pour ce travail.

INTRODUCTION — HISTORIQUE

C'est Paletta qui, le premier, signala en 1875, en décrivant un kyste du canal de Nuck, un renflement du ligament rond vers l'orifice externe du cana inguinal.

Peu de temps après, mars 1876, Matheus Duncan présentait à la Société d'accouchement d'Edimburg un fibrome extra-abdominal du ligament rond. C'était une masse dure, *crétacée à son centre*, entourée d'une capsule fibreuse venant du ligament rond, ainsi qu'un pédicule court, épais, où l'on pouvait suivre les fibres d'épanouissement du ligament rond. A la même époque, Walter (Uber fibrose Korper, p. 15), signala un calcul oval, jaune blanchâtre, provenant du ligament rond droit d'une femme de 36 ans. Il avait 1 pouce 9 lignes de long, 1 pouce 2 lignes d'épaisseur, et il pesait 5 dragmes et 2 $^{1}/_{2}$ scrupules. Le 4 décembre 1876, dans sa thèse inaugurale sur les tumeurs solides des grandes lèvres, Jules Aumoine cite trois observations de tumeurs des grandes lèvres pédiculées et reliées au ligament rond dont les fibres terminales viennent se jeter sur la tumeur. En aucun de ces cas, le diagnostic n'avait été fait : Hernie de l'ovaire, hernies de la vessie, persistance du canal de Nuck et kystes de ce canal, hernie épiploïque, telles sont les hypothèses que l'on avait portées.

Depuis cette époque, la chirurgie ayant étendu le champ de ses investigations, on a signalé des tumeurs de la portion intra-abdominale du ligament rond, et Duplay, dans un premier mémoire paru en 1882 (*Arch. Générales de Médecine*), signale deux tumeurs de cette portion du ligament rond. Depuis cette époque, Beurnier, Delbet et Héresco, Polaillon, Claisse, en France ; Emanuel, Martin, Léopold Baumgarten à l'étranger, ont signalé des cas de tumeurs, tant solides que kystiques, de petit et de gros volume, des portions intra-abdominales intraligamentaires (1 cas) et extra-abdominales du ligament rond.

Dans la plupart de ces cas, on avait fait le diagnostic de hernie de l'ovaire, de la vessie, de hernies épiploïques, de tumeurs de l'utérus ou de ses annexes : aussi avons-nous cru intéressant de revenir sur cette question et de donner une étude d'ensemble des tumeurs des trois portions du ligament rond.

D'après nos recherches, on peut évaluer à soixante-seize le nombre des tumeurs connues de ce ligament. Après avoir rappelé brièvement l'anatomie de ces ligaments, nous examinerons donc l'étiologie et la pathogénie de ces tumeurs, leur nature histologique, les symptômes auxquels elles donnent lieu, leur pronostic et enfin le traitement dont elles sont justiciables.

CHAPITRE PREMIER

Anatomie du ligament rond.
Etiologie et pathogénie de ses tumeurs.

Anatomie. — Rappelons d'abord en quelques mots l'anatomie des ligaments ronds. Ils s'étendent des angles latéraux de l'utérus vers le canal inguinal qu'ils traversent pour aller s'épanouir au niveau du pubis et de la grande lèvre. Les ligaments ronds ne sont pas ronds, mais aplatis d'avant en arrière dans tout leur trajet intrapéritonéal et ne deviennent cylindriques qu'à leur partie moyenne. Ils offrent, dit Doléris, une grande variabilité dans leur développement, finissant parfois dans l'anneau inguinal lui-même, se déchirant parfois facilement, comme d'autres fois supportant jusqu'à 600 grammes (Beurnier).

Nous distinguerons au ligament rond trois portions :

Intrapelvienne, intracanaliculaire, extrapelvienne.

Ces trois portions peuvent être le siège des tumeurs que nous avons entrepris de décrire.

La portion *intrapelvienne* est d'abord intraligamentaire, soulevant le feuillet antéro-inférieur du ligament large : il repose sur la base même du ligament large, dit Waldeyer et se porte vers le point d'entrecroisement des vaisseaux utérins avec l'uretère, puis sur ces vaisseaux, sur l'artère et les veines vésicovaginales. C'est ainsi qu'on a pu citer des symptômes de compression de l'uretère dans les cas de tumeur volumineuse de cette portion du ligament rond. Sorti du ligament large, il est recouvert par les anses intestinales et décrit une courbe à concavité interne avant d'entrer dans le canal inguinal.

La portion *intracunaliculaire* traverse le canal dans toute son étendue accompagnée en dehors par le nerf spermatique externe, rameau génital du nerf génito-crural. Les vaisseaux spermatiques externes sont d'abord à sa partie inférieure, puis à sa partie externe. Enfin le ligament rond est accompagné par le muscle crémaster externe et un petit prolongement du fascia transversalis qui recouvre sa partie supérieure.

« Déjà parfois, dit Rieffel, dans la moitié inguinale externe le ligament se dissocie en filaments dont il est difficile de suivre les terminaisons. Il est recouvert par une mince lamelle celluleuse, fascia crémastérien, qui le sépare en bas du nerf spermatique externe, en avant de la branche vulvaire du nerf ilio-inguinal. »

Dans sa portion *extrapelvienne*, il s'éparpille, et

plusieurs de ses fascicules profonds se terminent, dit Doléris, sur les parois fibreuses du canal. D'autres vont vers les grandes lèvres, vers le mont de Vénus, ou en dehors vers l'aine. Enfin, il y a quelques attaches profondes au périoste du pubis, à la symphyse et à l'aponévrose pectinéale.

Les fibres d'épanouissement du ligament rond sont alors contenues dans le sac de Broca. Cet auteur (Société anatomique, 1851) décrit ainsi cette région : « Le ligament rond, après avoir perdu le plus grand « nombre de ses fibres qui s'implantent sur le pubis « et sur les piliers de l'anneau, s'engage dans le goulot du sac et s'éparpille en plusieurs petits faisceaux « blancs que l'on peut suivre jusque dans la grande « lèvre. Chez le fœtus, l'extrémité inférieure de ce « prolongement (canal de Nuck) qui accompagne le « ligament rond, vient se terminer en cul-de-sac dans « le goulot de la bourse membraneuse ; les parois de « ce sac sont fibrillaires. »

Dans sa *structure*, le ligament rond se compose d'un axe conjonctivo-élastique entouré d'une gaine musculaire. A propos des tumeurs de cette partie du ligament rond, nous reviendrons sur les discussions auxquelles ont donné lieu cette gaine musculaire. Pour nous, cette gaine est formée de *fibres lisses* et de *fibres striées* ; les premières seraient la continuation des fibres de l'utérus, les secondes viendraient du muscle *petit oblique* et *transverse* et remonteraient jusque vers l'iliaque externe et même souvent l'utérus se croisant ainsi avec les fibres lisses.

Les rameaux artériels se détachent de l'épigastrique, traversent le canal inguinal pour se perdre dans le mont de Vénus et les grandes lèvres. Quelques rameaux remontent pour aller s'anastomoser avec l'utérine.

Les lymphatiques vont aux ganglions iliaques et inguinaux internes.

Etiologie.

Les néoformations développées aux dépens du tissu propre du ligament rond semblent plus fréquentes à la partie extrapelvienne de ce ligament. Sur les soixante-seize cas que nous avons pu réunir, *cinquante-huit* sont situés à la partie extrapelvienne et *dix-huit* seulement développés à la partie intrapelvienne. On ne peut guère citer que le cas de Kelly en faveur d'un développement uniquement canaliculaire. Comme nous le verrons, les tumeurs extrapelviennes débutent souvent à l'orifice externe du canal inguinal et descendent peu à peu vers la grande lèvre (cas de Guinard, obs. 2). Peut-être pourrait-on admettre que quelques tumeurs ayant débuté au niveau de la partie intracanaliculaire du ligament rond ont émigré, à la manière des lipômes migrateurs, vers l'orifice externe.

L'âge des malades est en général le même que pour les tumeurs de l'utérus et varie généralement entre 20 et 40 ans. Pour *cinquante-trois* cas, il était de 34 ans ; entre 40 et 50 ans, treize cas seulement ; dans un âge plus avancé, 9. Nikolaysen cite une petite tumeur de la grande lèvre chez une fillette de 7 ans. Dans le cas de Hecker (obs. 4), la malade portait étant enfant une petite tumeur de la grosseur d'une noisette. Brohl cite un cas chez une petite fille de 4 ans et demi et Martin chez une jeune fille de 19 ans.

La fréquence plus grande des tumeurs de la portion EXTRAABDOMINALE du ligament rond s'explique par la fréquence des *traumatismes* qui peuvent atteindre cette région et dont on a voulu faire l'une des causes les plus fréquentes. Les chocs, les chutes, les efforts sont mentionnés dans la plupart des cas. Dans un cas cité par Schramm, la malade s'est assise quelque temps avant sur le bouton du couvercle des water-closets. Ce bouton aurait traumatisé la région suspubienne et inguinale droite.

Les *hématomes* souvent cités de cette région peuvent être, pensons-nous, une cause plus naturelle de point de départ de néoformations, ou bien il s'agit d'hémorragie dans un fibrome ou fibromyome préexistant, ou l'hématome d'origine traumatique ou autre en devient la cause. On peut enfin alléguer les *tiraillements* subis par le ligament rond au niveau de son épanouissement, à chaque mouvement de l'utérus. Ces tumeurs seraient alors le plus souvent des hématomes ou des kystes.

Quant aux tumeurs *intra-péritonéales*, P. Delbet et Heresco semblent admettre la théorie de Cohnheim : ils rappellent la plus grande fréquence des anomalies congénitales du canal vagino péritonéal du côté droit. Ils admettent aussi que les inclusions anormales de cellules embryonnaires et leur développement tardif se produiraient de préférence de ce côté. Ces auteurs citent à l'appui de leur thèse six cas développés à droite contre deux à gauche. Les observations plus récentes ne semblent pas leur donner raison et nous croyons plus rationel de rapprocher ces tumeurs de celles de l'utérus lui-même.

Comme nous le verrons plus loin, la presque totalité des tumeurs du ligament rond se trouve être du myome, ou du fibromyome analogue aux fibromyomes de l'utérus *L'âge* auquel elles se développent est le même. Elles se forment aux dépens de tissus de même natnre, les ligaments de l'utérus n'étant, nous l'avons vu, que des prolongements de cet organe. *L'évolution* est identique à celle des myomes sous péritonéaux de l'utérus ; elles peuvent subir des transformations analogues à celles des tumeurs utérines (myomes lymphangectasiques de Léopold et de Martin, fibrome crétacé de Duncan, fibro-myome à dégénérescence muqueuse de Delbet). *La structure* myomateuse avec envahissement considérable du tissu conjonctif est celle des tumeurs de l'utérus. Enfin, dans le cas cité par Claisse (obs. I), la petite tumeur du ligament rond droit coïncidait avec des tumeurs de l'utérus qui présentaient identiquement la même structure histologique que lui.

Il nous semble donc rationnel d'admettre que *l'histogénèse* est la même que celle invoquée par Pillet et reprise par Claisse pour les tumeurs de l'utérus. Il existe au début des lésions inflammatoires des petits vaisseaux, principalement des capillaires du ligament rond, lésions caractérisées par le gonflement de l'endothélium, et surtout par la prolifération des cellules rondes périphériques. Celles-ci se transforment en cellules conjonctives et musculaires et forment un *nodule primitif* dense refoulant les faisceaux voisins à la périphérie. Des points d'accroissement naissent du pourtour de l'amas de la couronne cellulaire périvasculaire, un néo-capillaire s'y forme qui devient à son tour un centre de prolifération. Il y a analogie complète entre le processus primitif de formation et celui d'accroissement. Ils doivent donc être identifiés à ceux de l'utérus ; leur évolution est analogue, leur développement se fait d'une façon semblable par *prolifération périvasculaire inflammatoire.*

CHAPITRE II

Nature et symptômes des tumeurs du ligament rond.

Le volume des tumeurs du ligament rond est très variable : les tumeurs extrapelviennes sont, en général, peu volumineuses et varient de la grosseur d'une noisette à celle d'un œuf de poule. On a cependant observé de très grosses tumeurs et Palaillon (obs. III) a décrit un fibro-myome qui avait la grosseur d'une tête d'enfant, s'étendant des grandes lèvres à la moitié supérieure de la cuisse. Martin cite également (1906) une tumeur fibreuse dépassant le volume d'une tête d'enfant qui, prenant naissance à l'insertion du ligament rond s'était développée en haut dans la paroi abdominale.

La plupart des néoplasmes du ligament rond sont des fibro-myomes. L'examen histologique a manqué dans un certain nombre de cas comme dans ceux de Paletta, Achenborn, Tipiakoff et Brohl. Dans d'autres, la description est incomplète. Ces tumeurs peuvent être du fibrome pur ; Emanuel en cite quatre cas, et avant lui Sänger en avait cité cinq cas. Martin estime à quinze les cas de fibro-myomes cités par les auteurs. Nous devons y ajouter notre observation personnelle (obs. VI). Kelly (opérat. *Gyn.*) cite un cas d'adénomyome qui se trouvait entièrement développé dans le canal inguinal.

Deux adénofibromes des deux ligaments ronds furent observés à la partie extrapelvienne par Kaufmann et Cullen (dans le cas de Cullen la deuxième tumeur apparut deux ans après l'extirpation de la première). Hermann décrit un hématome suppuré du ligament rond *extrapelvien* et Martin un hématome suppuré de la portion *intrapelvienne* chez une primipare de 19 ans. Courant a aussi décrit une tumeur kystique de la grosseur d'une pomme, hémorragique et lymphangitique, adhérente et recouverte par les fibres d'épanouissement du ligament rond et semblant dépendre d'un vaisseau de cet organe. Cette tumeur se trouvait dans la région inguinale droite et grossissait à l'époque des règles.

Des formations kystiques peuvent enfin se présenter à la partie extrapelvienne du ligament rond : Giglio (Atti. della soc. Ital. Gyn. 1904) décrit quatre kystes des grandes lèvres qui n'ont rien à faire avec les kystes de la glande de Bartholin. Dans un cas, il a trouvé un kyste double, communiquant avec un kyste contenu dans le canal inguinal et longeant tout le ligament rond. Giglio suppose que ces kystes appartiennent au ligament rond.

Nebesky, de même, décrit un grand kyste para-ovarien adhérent à un kyste du ligament rond et communiquant avec lui.

Citons enfin un kyste dermoïde du ligament rond, kyste observé par Fischer chez une malade de 25 ans.

Weber a décrit un fibro-sarcome avec des pseudo-kystes, fibro-sarcome dont le pédicule était implanté sur la portion extrapelvienne du ligament rond.

On a signalé des lipomes qui peuvent se présenter sous deux formes principales : celui de Roustan, par exemple, de la grosseur d'œuf de poule, siège dans la région de l'aine entouré d'une membrane fibreuse sur laquelle vient se perdre un pédicule fibreux plus gros que le ligament rond normal. Dans l'observation de Bock, la tumeur n'était pas enveloppée d'une membrane fibreuse et elle occupait la région de la grande lèvre.

La première correspond à un lipome développé dans la continuité du ligament rond aux dépens des lobules adipeux mêlés aux éléments musculaires du ligament, l'autre aux dépens de la voûte graisseuse de la grande lèvre.

Dubar (*Bulletin Médical du Nord*, Lille, 1896) aurait observé un carcinome entièrement inclus dans le canal inguinal et adhérent au ligament rond. Ne faut-il pas voir là une tumeur du ligament rond qui, d'abord fibreuse ou fibro-myomateuse aurait dégénéré dans la suite ?

La tendance de cette tumeur à la généralisation aurait donc rendu peu visibles ses rapports intimes avec le ligament rond.

Du côté *intrapelvien* du ligament rond, il est plus rare de rencontrer des néoformations fibreuses que du côté extrapelvien. Les cas cités jusqu'à ce jour (*Kleinwächter, Hasenbalg, Shröder, Ulesko, Stroganowa, Claisse, Vassmer, v. Winckel, Duncan, Delbet, Heresco, Prang, Emanuel, Nebesky, Martin, Amann* (3 cas), montrent des tumeurs variant de la grosseur d'une lentille à celle d'une tête d'enfant. Elles sont toujours pédiculées et ce pédicule s'implante sur la région du ligament situé tout près de l'utérus.

Ils se présentent avec un aspect un peu particulier parce que presque toujours il se produit un élargissement des éléments du ligament rond qui s'épanouit pour ainsi dire en éventail à la surface de la tumeur. On peut ordinairement distinguer assez facilement les fibres musculaires provenant de la musculature du ligament rond se détachant en rouge sur la tumeur fibreuse blanchâtre. La tumeur elle-même est recouverte de péritoine et présente presque toujours un réseau sanguin très développé.

Quant à la participation des vaisseaux lymphatiques, Emanuel, dans son travail sur les tumeurs du ligament rond, a pu trouver six cas dans lesquels les vaisseaux lymphatiques jouaient un rôle tout particulier.

Enfin, lorsque le pédicule s'amincit beaucoup, la nutrition de la tumeur devient insuffisante, et on assiste alors à une dégénérescence myxomateuse comme dans les cas cités par Martin et Léopold. On trouve alors des cavités cloisonnées par de minces lamelles conjonctives qui n'offrent plus aucune résistance à la dégénérescence myxomateuse. On a signalé d'ailleurs le même processus pour des fibromes pédiculés de l'utérus d'un volume considérable. La disparition des masses conjonctives peut être telle qu'on a affaire à de véritables kystes à parois très minces.

Jusqu'ici on a signalé l'apparition de fibromes doubles du ligament rond intrapelvien. Le premier cas est de Winckel qui avait trouvé, en disséquant une femme de 76 ans, des nodules fibreux symétriques de la grosseur d'un haricot le long de ses ligaments ronds.

Le second cas est de Martin, qui s'exprime ainsi (Société de Gynécologie de Munich, 1904) : (1)

« Chez une femme d'environ 40 ans, j'ai pratiqué l'hystérectomie totale abdominale pour fibromyomes multiples de l'utérus remplissant tout le bassin. L'utérus avait les dimensions d'une tête d'adulte, rempli de noyaux fibreux ; il était surmonté d'un myome pédiculé plus gros que deux têtes d'adultes.

(1) Martin. *Des affections du tissu conj. du bassin*. Berlin, 1906. (Trad. personnelle).

« Du ligament rond *droit* partait, éloigné de 4 centimètres environ de la corne utérine, un nodule de myome du volume d'une pomme de terre à la base duquel on pouvait voir l'épanouissement des fibres musculaires du ligament rond. En outre, du ligament rond *gauche* se détachait côte à côte deux petits myomes ayant l'un la grosseur d'une lentille, l'autre celle d'une noisette, éloignés également de 3 centimètres du côté utérin du ligament rond.

« A la coupe, les nodules ne montraient qu'une structure fibreuse solide. »

Martin a également cité un kyste dermoïde de la portion intrapelvienne du ligament rond.

Que ces tumeurs soient intrapelviennes ou extrapelviennes, elles présentent toujours (Cf. Examens histol. cités) une enveloppe celluleuse nette. C'est la tunique fibreuse qui enveloppe normalement le ligament rond et surtout à sa partie inguinale. Cette tunique est accompagnée d'une masse adipeuse dont se recouvre le néoplasme. Dans le cas cité par Polaillon, développé au niveau de l'insertion du ligament rond dans le sac dartoïque de Broca, on trouve non pas du tissu fibreux, mais du tissu cellulaire lâche qui permet le glissement de la peau. Le sac dartoïque de Broca ne semble exister dans la grande lèvre que comme un espace sans paroi propre rempli normalement par une boule graisseuse capable de faire place à une tumeur. C'est ce que Charpy appelle le *sac adipeux*.

Comme l'a fait remarquer Duplay, le pédicule est uniquement formé de fibres lisses, et les classiques admettent généralement que celles-ci se rencontrent uniquement dans la portion intra-abdominale du ligament rond, tandis que les fibres striées sont uniquement à la portion extrapelvienne. Roustan suppose alors que les tumeurs de la portion extrapelvienne du ligament rond sont primitivement formées à la portion intra-abdominale et qu'alors ces tumeurs subissent un véritable *cheminement* hors de la cavité abdominale à travers le canal inguinal, à la manière des lipomes migrateurs. Cette migration est certainement manifeste dans certains cas, comme dans celui cité par Heydemann, où la tumeur apparut à la suite d'un effort violent. Beurnier a pu suivre les fibres musculaires lisses dans toute la longueur du ligament rond, et cela l'avait même amené à nier l'existence des fibres striées dans la constitution de ce ligament. N'est-il donc pas plus rationnel d'admettre qu'on peut rencontrer des fibres striés et des fibres lisses sur toute la longueur du ligament rond ?

Symptômes. — Le premier symptôme des tumeurs *extrapelviennes* du ligament rond est leur présence remarquée par la malade.

C'est par hasard qu'elle est amenée la plupart du temps à s'en apercevoir et comme elle n'en souffre pas, elle ne s'en inquiète pas autrement. C'est souvent même le médecin qui s'en aperçoit à l'occasion d'un examen gynécologique ou d'un accouchement. Ces tumeurs sont en effet presque toujours *indolores* et la malade ne se résigne parfois à se faire opérer que lorsqu'elles atteignent des proportions volumineuses (cas de Polaillon). Dans ce cas, elles peuvent déterminer des névralgies du nerf génito-crural par compression ou tiraillement, des œdèmes de la vulve par compression, etc.

Leur *forme* est en général régulière, en poire à grosse extrémité du côté de la grande lèvre.

Leur *consistance* est dure, résistante ; elles sont mobiles dans le sens latéral et toujours reliées au ligament rond par un pédicule plus ou moins long qui remonte souvent jusqu'au niveau de l'orifice externe du canal inguinal.

Les symptômes des tumeurs de la portion intrapelvienne du ligament rond sont les symptômes de toutes les tumeurs abdominales. P. Delbet fait remarquer que ces tumeurs n'ont pas d'ordinaire la dureté que présentent généralement les tumeurs utérines de même nature. C'est ainsi que dans le cas opéré par lui, il avait fait le diagnostic d'un gros kyste de l'ovaire. La tumeur déforme souvent l'abdomen, qui présente une augmentation de volume surtout latérale. Dans le cas cité par Léopold, la tumeur présentait des points fluctuants à côté d'autres plus durs ; dans celui de Kleinwæchter, on avait une vague sensation de fluctuation. Dans le cas de

P. Delbet et Heresco, il n'y avait point de véritable fluctuation mais la tumeur était plus souple qu'un fibromyome ordinaire de l'utérus. La consistance était molle au point de faire croire à une tumeur kystique.

Au toucher, on trouve en général une tumeur assez volumineuse, la malade ne venant consulter le chirurgien que parce que la tumeur lui donne des troubles abdominaux ou qu'elle l'a sentie à travers la paroi. Les petites tumeurs (cas de Winckel) sont des trouvailles d'autopsie ou de dissection. La tumeur jouit en général d'une certaine *mobilité* et est presque toujours indépendante de l'utérus qu'elle n'entraîne pas, occupant une place qui devrait être normalement celle des annexes ; il n'est pas étonnant que ces tumeurs soient prises pour des tumeurs des annexes.

Remarquons enfin que lorsqu'on mobilise la tumeur on peut déterminer des tiraillements dans la région inguinale (cas de Kleinwæchter) qui peuvent réveiller des douleurs qui s'irradient jusque dans la grande lèvre. C'est un signe rare mais dont il ne faut pas méconnaître la grande importance

On n'a jamais constaté d'ascite : les grosses tumeurs pourront cependant donner des phénomènes de compression atténués.

CHAPITRE III

Evolution et diagnostic des tumeurs du ligament rond.

L'évolution des tumeurs du ligament rond semble en relation très intime avec la vie gynécologique de la malade qui les présente. A chaque époque de leurs règles, les malades remarquent en général un accroissement notable du volume de leur tumeur, qui régresse généralement après les menstruations. C'est, de plus, souvent après un accouchement que la femme remarqne une petite boule roulante sous le doigt sitaée dans la région de sa grande lèvre. Pour une malade de Roustan, c'est au troisième mois de sa grossesse qu'elle s'aperçoit de sa tumeur ; pour celle d'Aumoine, c'est quelques semaines après l'accouchement ; pour celle de Reboul, c'est un an après. Les menstruations sont alors généralement douloureuses, surtout lorsque le point d'implantation de la tumeur est rapproché de l'orifice interne du canal inguinal.

Quelle sera sur ces tumeurs l'influence de la *méno-*

pause ? Bien que la cessation des règles n'ait pas en général sur les fibromyomes de l'utérus l'action bienfaisante qu'on lui attribuait jadis, il faut cependant reconnaître que, dans bien des cas, on a constaté sinon la régression, du moins souvent l'arrêt de développement de ces tumeurs: Il ne semble pas en être de même sur les tumeurs du ligament rond. La malade de Delbet et celle de Martin, qui avaient passé la ménopause, ont vu, à cette époque, survenir des troubles plus grands ; la tumeur a pris en très peu de temps un volume énorme et les douleurs sont devenues plus violentes et plus fréquentes.

L'évolution des tumeurs *intrapelviennes* est identique à celle des myomes sous-péritonéaux de l'utérus. Les tumeurs sont de très bonne heure pédiculées, car la néoformation est comprimée par la tension des faisceaux musculaires du ligament. Elle tendra donc à s'énucléer. De plus, son développement tendra à se faire du côté où elle trouve le moins de résistance, et ce sera à coup sûr sur le ligament large. N'est-il donc pas rationnel de penser que ces tumeurs que l'on a trouvées libres à l'intérieur même du ligament large, n'ont pas pour point de départ une néoplasie du ligament rond ? Le pédicule s'est peu à peu laminé, puis a fait place à un tissu cellulaire plus ou moins dense, et alors la tumeur s'est rapidement développée. Remarquons, enfin, que la plupart de ces tumeurs du ligament large, qui n'ont de connexion avec aucun organe, sont de consistance molle avec tendance à la dégénérescence myxomateuse.

Diagnostic. — Le diagnostic, parfois facile, offrira des difficultés parfois très grandes suivant la *situation* et la *dimension* de la tumeur. Si la tumeur apparaît au niveau de l'orifice externe du canal inguinal, elle sera très souvent confondue avec une *hernie inguinale*. Elle pourra être réductible si l'anneau inguinal est élargi, et le diagnostic différentiel sera très difficile. La consistance de la tumeur et sa forme la feront souvent distinguer d'une masse épiploïque.

Il y aura parfois concomitance d'une hernie et d'une tumeur, comme dans le cas de Hausemann qui trouva « un fibromyome ayant la forme d'une sau- « cisse adhérant à une hernie droite chez une femme « de 66 ans ». Kauffmann cite le cas de fibromyomes des deux portions extrapéritonéales des deux ligaments ronds, dont la tumeur droite était adhérente à une hernie crurale. Reboul et Nebesky méntionnent l'adhérence d'un fibromyome avec des kystes du canal de Nuck.

Dans tous ces cas on avait porté le diagnostic de hernie non réductible.

On devra encore penser à une hernie de l'ovaire ou de la vessie. Dans le premier cas, le toucher vaginal pourra donner de précieuses indications et, dans le second, les symptômes vésicaux qui font rarement défaut et le cathétérisme de la vessie feront faire le diagnostic.

Les tumeurs de la grande lèvre seront facilement reconnues, si elles sont *solides*, au pédicule qui les relie toujours au ligament rond et qu'on arrive toujours à percevoir en examinant soigneusement la région.

Il n'en est pas de même des tumeurs kystiques, et Baumgarten (Inst Path. de Tubingue, 1904) donne une synthèse très documentée de tous les cas possibles que nous ne pouvons mieux faire que de citer.

Il donne la division suivante :

« 1° Formation de kyste par transformation sé-
« reuse ou par transfusion sanguine, suivant le mode
« des kystes apoplectiques ;

« 2° Lymphangiectasies kystiques, lymphangiomes
« kystiques (Lymphcysten) ;

« 3° Des athéromes simples (Follikelcysten) et des
« athéromes épidermoïdes (Dermoidcysten) produits
« par une imagination congénitale ;

« 4° Kystes de l'hymen, du canal de Wolf ;

« 5° Kystes produits par des glandes génitales des
« petites lèvres, formation de glandes génitales ac-
« cessoires par suite de débris embryonnaires ;

« 6° Hydrocèle féminine (dans les cas où ces kystes
« sont développés dans la région vulvaire) ;

« 7° Kystes du vagin et surtout du canal de Wolf
« (débris embryonnaires) ».

Si la tumeur se rapproche de la région inguinale, il pourrait s'agir de tumeurs des ganglions lymphatiques, d'abcès, de carcinomes du cœcum très avancés.

Enfin, si la tumeur se trouve dans la grande lèvre, on pensera aux sarcomes, éléphantiasis, œdèmes de la grande lèvre.

Si la tumeur se trouve à l'intérieur même du canal inguinal, il faudra faire le diagnostic avec les tumeurs de la paroi abdominale (fibrome, lipome), adhérentes aux plans profonds.

Tous ces diagnostics seront faciles à côté de celui de la portion *intrapelvienne*. Ici, il sera presque impossible de diagnostiquer un fibromyome du ligament rond d'un fibromyome développé dans le ligament large ou d'une tumeur ovarienne.

Suivant le volume de la tumeur, l'abdomen est plus ou moins déformé ; on *palpe*, on trouve une tumeur d'une consistance résistante, parfois molle, parfois pseudo-kystique, comme dans le cas de Kleinwæchter.

Au *toucher*, on trouve généralement l'utérus indépendant de la tumeur et on pense immédiatement à une tumeur de l'ovaire plus ou moins maligne.

La tumeur est presque toujours située *en avant* de l'utérus. Cette situation doit faire penser à autre chose qu'à une tumeur de l'ovaire et pourra conduire au diagnostic. Quelques salpingites occupent bien cette position en avant de l'utérus, mais elles auront donné lieu auparavant à des symptômes qui feront faire le diagnostic.

Toutes les tumeurs de l'ovaire se placent en arrière de l'utérus. Kuster remarque cependant que les kystes dermoïdes vont se placer en avant de l'utérus, mais la fluctuation ou la perception, rare d'ailleurs, de fragments osseux à travers la paroi du kyste aidera au diagnostic.

Disons enfin que, dans certains cas (Kleinwæchter), on peut sentir l'ovaire du côté droit malade, et alors les tumeurs du ligament rond seront relativement faciles à reconnaître.

CHAPITRE IV

Pronostic et traitement.

Le pronostic des tumeurs du ligament rond dépend essentiellement de leur nature. Si on a affaire à un néoplasme bénin, fibrome, myome, lipome, le pronostic sera lui-même bénin. Si, au contraire, on est en présence d'une tumeur envahissante, grossissant rapidement, donnant de la propagation ganglionnaire, il faudra demander l'intervention immédiate, car on devra penser à une dégénérescence maligne, sarcome ou épithélioma.

Quelle que soit la nature présumée de la tumeur, le traitement sera *l'extirpation*. On a vu les plus petits noyaux néoplasiques dégénérer en tumeurs malignes et alors il est souvent malheureusement trop tard.

L'extirpation sera en général toujours facile lorsqu'il s'agira d'une tumeur extra-abdominale. Pour celles qui seront situées à l'orifice du canal inguinal, on mettra une ligature sur le ligament rond et on évitera, comme l'ont fait beaucoup de chirurgiens, d'abandonner ce ligament à lui-même dans la cavité abdominale. On prive ainsi l'utérus d'un de ses organes de soutien les plus précieux et on prédispose la femme à des déboires futurs. Tous ceux qui se sont occupés de gynécologie savent combien la chute de l'utérus, la rétroversion ou rétroflexion sont fréquentes aujourd'hui et à quels troubles elles donnent naissance. On devra donc toujours fixer le ligament rond à la paroi abdominale en essayant autant que possible de refermer le canal inguinal. Si on est en présence de tumeurs des deux ligaments ronds, on pourra ainsi parfois relever des utérus qui ont rétroversé, racourcir des ligaments qui se sont étirés et allongés.

Si la tumeur est maligne (épithélioma), il faudra faire l'examen du pli de l'aine et extirper les ganglions qui pourraient être infectés.

Pour les tumeurs de la portion intra-abdominale du ligament rond, la laparotomie est la règle ; on n'a d'ailleurs, en général, pas fait le diagnostic et on fait l'opération que commandent les circonstances. Il faut autant que possible conserver l'utérus, en vue des grossesses possibles chez les femmes jeunes, pour éviter les prolapsus vaginaux de l'âge mur et de la vieillesse.

Observation I

A. Claisse (*Soc. Anat.*, janv. 1900.)

Fibrome de la portion abdominale du ligament rond.

Il s'agit d'une femme de 31 ans, se plaignant de métrorrhagies et de douleurs depuis plusieurs mois ; en même temps se développait une tumeur manifestement utérine qui devenait très volumineuse.

Le professeur Paul Segond ayant posé le diagnostic de *fibromes utérins*, pratiqua, le 20 janvier 1900, une hystérectomie abdominale totale.

L'utérus renferme un grand nombre de tumeurs myomateuses, les unes interstitielles, les autres sous-péritonéales, sessiles ou pédiculées. Elles ont une consistance assez molle, mais n'offrent en somme rien de particulier ; le poids total de la masse enlevée est de 2 kgr. 900.

Voici le fait intéressant : Le ligament rond du coté gauche porte une petite tumeur ; elle est absolument indépendante de l'utérus, séparée du point d'implantation du ligament par une distance de 12 millimètres, située sur le bord libre supérieur de la bandelette musculaire, présentant une base d'implantation de 11 millimètres de long, elle a une forme sphéroïdale, une surface lisse, rosée, une consistance assez ferme et mesure 10 à 11 millimètres de diamètre.

A la coupe, nous voyons l'aspect blanc habituel des fibromyomes. La périphérie est formée par une mince coque un peu plus foncée, qui *se continue avec le ligament* ; celui-ci s'érose légèrement, formant une sorte de cupule où repose la tumeur.

A l'examen histologique, c'est un fibromyome renfermant

des éléments conjonctifs et musculaires analogues aux masses utérines.

Les vaisseaux sont nombreux, de petit calibre, tous lacunaires, c'est-à-dire creusés à même le tissu ambiant, sans isolement d'une paroi propre.

Autour de plusieurs existe une prolifération cellulaire très active : elle se manifeste sous l'aspect de plaques plus foncées, de dimensions et de formes variables, formées de nombreuses cellules embryonnaires. Tantôt ces amas entourent le vaisseau, tantôt elles se développent davantage en un point de la périphérie. Elles peuvent être circulaires ou émettre des prolongements s'effilant entre les vaisseaux du voisinage.

A la périphérie de la tumeur, les fibres s'orientent parallèlement à la surface et forment de minces bandelettes assez denses, renfermant un grand nombre de vaisseaux. L'aspect de cette zone diffère des portions centrales.

Les coupes, qui ont porté sur les diverses portions du ligament rond lui-même, n'ont pas révélé de grosses altérations : nous apercevons seulement, autour de quelques capillaires, des amas de cellules rondes, mais de très petite dimension.

OBSERVATON II

Fibromyome du ligament rond.

Guinard (*Société de chirurgie.*)

A..., Marie, 35 ans, femme de chambre, entre dans le service du professeur Terrier, pour se faire opérer d'une tumeur de la grande lèvre gauche.

A l'âge de 20 ans environ, la malade s'aperçut un jour qu'elle portait, dans l'aine gauche, une tumeur du volume d'un œuf de poule ; elle fit cette découverte par hasard, sans avoir éprouvé la moindre souffrance. Sept ou huit ans plus tard, la malade consulta un médecin qui ordonna des applications de teinture d'iode ; un peu plus tard, la tumeur commença à descendre vers la grande lèvre ; un médecin *ordonna un bandage*, qui ne put être supporté. Le bandage ne provoquait pas de douleur, mais de la gêne.

A ce moment, au-dessus de cette tumeur, qui tendait à descendre dans la grande lèvre, on en trouvait trois ou quatre autres, de volume variable, les unes grosses comme une noix, les autres plus petites. Chacune de ces tumeurs avait fait son apparition dans la même région que la grosse et tendait à présenter la même migration.

Toutes étaient successivement apparues, comme si elles étaient sorties du ventre, petites d'abord, plus grosses ensuite. Le point où elles apparaissaient, qui est celui de l'orifice externe du canal vaginal, était toujours très sensible, la malade éprouvait toujours là comme une fatigue.

En novembre 1896, les règles, jusque-là régulières, disparurent ; les tumeurs commencèrent en même temps à être douloureuses et à augmenter de volume. Chaque jour, à plusieurs reprises, la malade éprouvait des tiraillements dans les aines, des élancements dans la grande lèvre, avec irradiation dans la cuisse.

A ce moment seulement il y eût quelque gêne dans la marche.

Etat actuel. La malade étant debout, la grande lèvre gauche apparaît pendante, débordant de beaucoup la droite, s'appliquant à la face interne de la cuisse gauche, à la manière d'un scrotum volumineux très développé contenant un volumineux testicule.

Examinée couchée, les cuisses écartées, la malade présente une lèvre gauche en forme de poire qui retombe jusque devant la région anale. En relevant la grande lèvre, on remarque que la commissure postérieure est intacte, qu'elle était simplement cachée par la tumeur et non déplissée par elle.

A la palpation, on constate que la tumeur est constituée par une série de nodosités aux contours arrondis, leur volume varie d'un pois à une pomme d'api ; elles sont au nombre de cinq ou six. Les plus grosses sont lobulées, certaines d'entre elles sont fusionnées, d'autres au contraire sont simplement reliées entre elles par des tractus fibreux.

Toutes sont mobiles et passent facilement de la grande lèvre dans la région inguinale. Ces tumeurs sont indolentes au palper.

Rien de particulier sur la grande lèvre du côté droit.

Hymen intact. Jamais de coït.

Opération par le docteur Hartmann, le 2 février.

Incision sur la moitié supérieure de la grande lèvre gauche, prolongée jusque sur l'orifice externe du canal inguinal. Après incision, on arrive sur une masse constituée par les tumeurs, masse incluse dans une gaine fibreuse, s'arrêtant au niveau de l'orifice inguinal absolument comme les hernies recouvertes par la gaine commune du cordon. Cette sorte de gaine commune est ouverte en haut au niveau de l'orifice externe de l'anneau inguinal, les tumeurs apparaissent d'un blanc grisâtre. On énuclée successivement de la grande lèvre toutes les tumeurs qui sont contenues dans un sac fibreux à parois minces. Toutes ces tumeurs se continuent avec le ligament rond ; d'autre part, une sorte de pédicule vient se fixer à l'épine du pubis. Ligature et section du ligament rond, section du deuxième pédicule au ras du publis. Réunion des couches superficielles sans drainage. Cicatrisation rapide.

Examen de la pièce. Poids : 160 grammes. La tumeur est pourvue d'une enveloppe fibreuse, épaisse, résistante, transparente qui semble être l'épanouissement du ligament rond. La tumeur est formée de six lobules, les uns sphériques, les autres ovoïdes de différentes grosseurs variant d'une noix à un œuf de poule. Toutes ces tumeurs sont dures, un peu élastiques, jamais fluctuantes.

La coupe montre, à l'œil nu, un tissu compact, très serré, mais tandis que dans les petits lobules on ne voit aucune cavité, dans les gros on observe de petits orifices tout à fait comparables à des piqûres d'épingles.

A l'examen microscopique dû au professeur Cornil. on a trouvé du fibro-myome. Dans les plus gros lobules le tissu fibreux prédomine, et c'est noyés dans ce tissu que l'on voit des îlots et quelques faisceaux de fibres lisses. Chaque tumeur présente une enveloppe fibreuse continue, régulière et épaisse.

Les plus gros vaisseaux sont atteints de lésions avancés d'endartérite. Sur les petites artérioles, on voit une prolifération de l'endothélium.

Observation III

(Polaillon. Soc. de Chirurg., XVII, p. 55.)

Enorme fibrome du ligament rond.

J'ai enlevé une tumeur chez une dame de 45 ans.

Elle avait débuté depuis nombre d'années à la partie supérieure de la grande lèvre *gauche*, par un épaississement dur qu'on ne semblait attribuer à aucune cause. Peu à peu l'épaississement devint une tumeur qui s'accrut progressivement.

Il y a quatre ans, la tumeur était du volume du poing. Elle était indolente et n'occasionnait pas trop de gêne. La malade refusa de la laisser enlever, mais depuis quatre ans elle a atteint de telles proportions qu'elle est forcée de s'y résoudre. La tumeur était aussi grosse que la tête d'un enfant de 1 à 2 ans. Elle s'implantait sur la grande lèvre gauche qui lui formait un pédicule. Puis elle s'élargissait en forme de poire et descendait jusqu'au niveau du tiers inférieur de la cuisse. La peau de la grande lèvre s'étalait à sa surface.

La tumeur était légèrement bosselée, nullement réductible ; sa consistance était assez ferme. La peau glissait à sa surface. Au-dessous d'elle on sentait au niveau de la grande lèvre un cordon dur s'engageant dans le canal inguinal. La malade n'ayant jamais eu de hernie, je m'arrêtai au diagnostic de tumeur fibreuse du ligament rond, tumeur rare dont on ne connaît que quelques exemples.

L'*opération* fut pratiquée en juin dernier. Deux incisions, partant du pédicule et circonscrivant une large tranche de peau à la surface de la tumeur, me permirent d'arriver sur une masse fibreuse blanche et de la disséquer jusqu'à l'orifice externe du canal inguinal. A ce niveau, la tumeur se prolongeait dans le canal inguinal sous la forme d'un cordon gros comme l'index. Ce cordon n'était autre chose que le ligament rond hypertrophié.

Je liai le ligament rond et l'abandonnai dans le canal inguinal. Ligature de quelques artères, suture des lèvres de la plaie aux crins de Florence.

Guérison en dix jours.

L'examen de la tumeur a montré que j'avais eu affaire à un fibro-myome du ligament rond développé au niveau de l'insertion du ligament rond dans le sac de Broca.

Observation IV (résumé).

Hecker (*Inaug. Dissert.*, Leipsig).

Femme de 40 ans, multipare. Etant enfant, cette femme portait sur la grande lèvre une petite tumeur de la grosseur d'une noisette. Depuis sa 31e année, accroissement lent. Tumeur d'abord mobile, réductible, en dernier lieu encore mobile mais non réductible. Elle a toujours été le siège de douleurs pendant les règles.

Cette tumeur siège au-devant du canal inguinal, non fluctuante.

Diagnostic. — Hernie inguinale droite externe avec noyau épiploïque épais.

Opération par le professeur Smidt. Incision de 15 centimètres de longueur. Après ouverture du sac herniaire, on aperçoit une tumeur solide à son intérieur. Le sac et la tumeur sont enlevés ensemble. On constate que le sac contient deux tumeurs avec trois pédicules.

L'une de ces tumeurs est l'ovaire droit congénitalement hernié, l'autre est un myome du ligament rond droit.

Le premier pédicule appartient à l'ovaire ; le deuxième est le ligament rond lui-même.

Poids du myome : 330 grammes. Guérison en trois semaines.

Observation V (inédite).

Due à l'obligence de M. Henri Roulland.

Fibro-myome du ligament rond.

Madeleine G..., 40 ans, a eu quatre enfants, et à la suite de sa dernière couche a remarqué au niveau de la partie supérieure de la grande lèvre droite une petite boule roulant sous le doigt de consistance dure, disparaissant en totalité ou partie lorsqu'elle était couchée.

Il y a cinq ans, cette petite masse atteignait le volume d'une grosse noisette et était absolument indolore. A la suite de fatigues et au moment des règles, cette petite tumeur devenait plus grosse jusqu'à doubler de volume.

Son ventre ayant grossi depuis quelques années, souffrant de troubles intestinaux qu'on doit attribuer à de la ptose abdominale, la malade consulte son médecin qui lui fait porter une sangle abdominale avec pelote au niveau de l'orifice du canal inguinal.

A ce moment, la tumeur était grosse comme une noix, se réduisait difficilement : son médecin avait porté le diagnostic de hernie épiploïque adhérente.

Il y a quelques mois, cette tumeur est devenue légèrement douloureuse au moment des règles, où le port de la ceinture devient absolument intolérable.

Elle se décide à aller consulter à l'hôpital où on lui conseille l'intervention.

Etat actuel. — A ce moment, on constate au niveau de l'orifice externe du canal inguinal une tumeur de la grosseur d'un marron d'Inde dure, rénitente, régulière, non réductible, difficilement mobilisable, légèrement douloureuse à la palpation. La malade dit avoir ressenti, à de longs intervalles, des douleurs névralgiques dans la région de la grande lèvre droite et s'irradiant même vers la cuisse. Elle continue à avoir des troubles intestinaux qu'elle attribue à sa *hernie* et qui sont dus probablement à sa ptose abdominale.

On porte le diagnostic de kyste du canal de Nuck avec épaississement de la paroi et adhérences multiples.

Opération. — Incision de 4 à 5 centimètres. On tombe sur une tumeur très adhérente, recouverte d'une membrane fibreuse qui, incisée, laisse voir une masse blanchâtre résistante qui se continue vers le canal inguinal. En disséquant le pédicule, on reconnaît que ce pédicule n'est autre que le ligament rond lui-même dont les fibres se sont étirées et épaissies, et semble former le manche d'une massue qui serait la tumeur elle-même.

Ligature du ligament rond qui est fixé à la paroi ; le canal inguinal, très élargi, est complètement refermé.

Suture des parois sans drainage.

Réunion par première intention. Guérison.

L'examen histologique a confirmé l'examen macroscopique; il s'agissait d'un fibro myome du ligament rond.

CONCLUSIONS

1° Les tumeurs du ligament rond sont des tumeurs en général solides, appartenant pour la plupart aux fibro-myomes, analogues aux tumeurs de l'utérus. Elles sont beaucoup moins rares qu'on ne l'a pensé puisque nous en avons trouvé soixante-seize cas.

2° Quand elles siègent à la portion extra-abdominale, leur diagnostic est facile. Il est au contraire très difficile quand il s'agit de tumeurs intra-abdominales.

3° L'évolution de ces tumeurs est intimement liée à la vie gynécologique du sujet, et soumis à l'action de la fertilisation.

4° Le traitement curatif sera toujours l'extirpation pour éviter une dégénérescence de la tumeur. Enfin on fixera toujours à la paroi le ligament rond qui aura été incisé, afin d'éviter les déplacements utérins, et en particulier la rétroversion.

Vu : Le Président de la Thèse,
PINARD.

Vu : Le Doyen,
DEBOVE.

Vu et permis d'imprimer :
Le Vice-Recteur de l'Académie de Paris,
L. LIARD.

BIBLIOGRAPHIE

MATH. DUNCAN. — *Bulletin de la Société d'accouchement d'Edimburg*, 1876.

H. RIEFFEL. — Anatomie de l'appareil génital de la femme.

DUPLAY. — Tumeurs du ligament rond. *Archives générales de médecine*, 1882.

J. AUMOINE. — *Thèse*, Paris, 1876.

A. MARTIN. — Des affections du tissu conjonctif du bassin. Berlin, 1906.

CLAISSE. — Fibro-myome de la portion abdominale du ligament rond. *Annales de gynécologie*, 1900.

DELBET et HERESCO. — *Revue de chirurgie*, vol. XVI.

DABAR. — *Bulletin médical du Nord*. Lille, 1896.

GUINARD. — Tumeurs du ligament rond. *Revue de chirurgie*, 1898.

POLAILLON. — *Bulletin de la Société de chirurgie*, vol. XVII.

REBOUL. — *Bulletin de la Société anatomique*, 1888.

PALETTA. — *Att. del inst Ital.*

PICK. — *Baumgartens Arb. aus dem path. inst.* Tübigen, 1903.

GIGLIO. *Atti della soc. Italiana gyn.*, 1904.

DUNCAN. — *Edimb. med. soc. med. Journ.*, 1876.

LÉOPOLD. — Beitr. z. Lehre v. d. cyst. Unterl. Geschu. *Arch. f. gyn*, Bd XVI.

WASSMER. — Pathologie des ligaments ronds. *Archives de gynécologie.*

www.ingramcontent.com/pod-product-compliance
Ingram Content Group UK Ltd.
Pitfield, Milton Keynes, MK11 3LW, UK
UKHW020407220726
13923UKWH00004B/1792